AF396291

DÉPOT LÉGAL
Rhône
no 343
1897

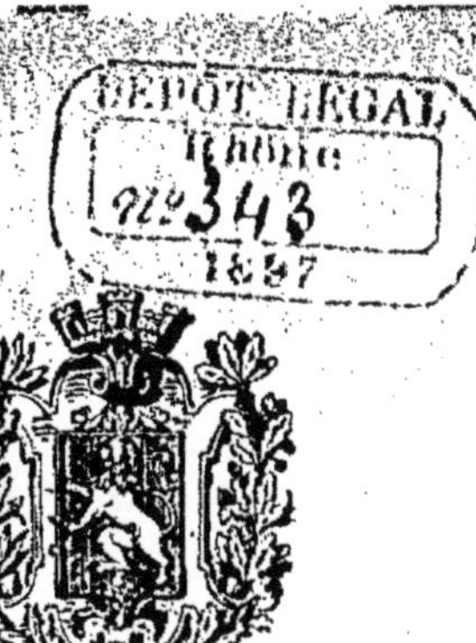

343

Dr Joseph DENARIÉ
Ancien externe des hôpitaux de Lyon
Ancien interne de l'Hôtel-Dieu de Saint-Étienne

DE
QUELQUES MÉTHODES SIMPLES

POUR

L'ABLATION
DES POLYPES
NASO-PHARYNGIENS

LYON
A.-H. STORCK, ÉDITEUR
1897

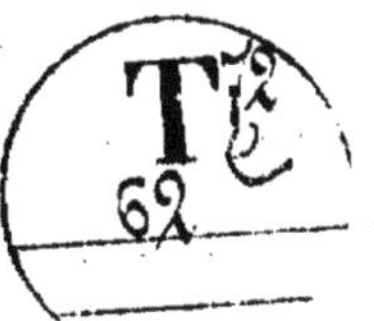
T E
62

Dʳ JOSEPH DENARIÉ

Ancien externe des hôpitaux de Lyon
Ancien interne de l'Hôtel-Dieu de Saint-Etienne

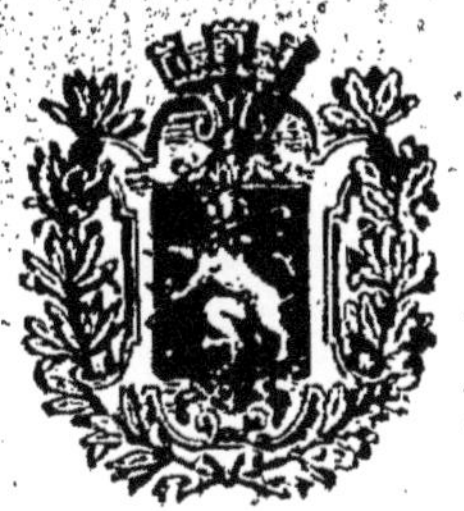

DE
QUELQUES MÉTHODES SIMPLES

POUR

L'ABLATION
DES POLYPES
NASO-PHARYNGIENS

LYON

A.-H. STORCK, ÉDITEUR

1897

INTRODUCTION

La question des poly[pe]s du naso-pharynx est une de
celles qui ont le plu[s] divisé les chirurgiens. Dans les
nombreux travaux — articles de journaux et de revues,
thèses, discussions au sein des sociétés savantes — qui
ont paru à leur sujet, principalement dans la seconde
moitié de ce siècle, on rencontre les opinions les plus
diverses et les plus contradictoires. L'accord est loin de
se produire sur leur nature et les particularités curieuses
de leur développement, encore moins sur les meilleurs
modes de traitement à leur opposer. Faire un exposé
complet de tout ce qui a été dit ou écrit sur ce sujet,
choisir entre toutes les opinions émises, serait une tâche
bien au-dessus de nos forces. Le but de ce travail est
plus modeste. Nous avons voulu simplement étudier les
modifications qu'a introduites la rhinologie dans le traitement des polypes naso-pharyngiens et comme le dit
Lermoyez, « le progrès colossal qu'elle a réalisé en récla-
mant comme sienne la thérapeutique de cette affection ».

L'idée première de cette thèse nous a été inspirée par
M. le docteur Garel, médecin des hôpitaux. Il nous a
fourni les grandes lignes de ce travail et a bien voulu

mettre à notre disposition ses observations personnelles. Que ce maître éminent veuille bien agréer nos remerciements sincères.

M. le professeur Maurice Pollosson, dont nous avons eu l'honneur d'être l'élève pendant notre externat dans les hôpitaux, a bien voulu accepter la présidence de notre thèse; il nous a donné ainsi la dernière marque d'une sympathie qui ne s'est jamais démentie et dont nous lui sommes profondément reconnaissant.

Que nos autres chefs de service dans les hôpitaux lyonnais, MM. les docteurs Humbert Mollière et Vinay, veuillent bien accepter tous nos remerciements pour la bienveillance avec laquelle ils ont dirigé nos premières études cliniques.

M. le docteur Audry, médecin des hôpitaux, dans le service duquel nous avons fait un trop court séjour, nous permettra d'associer son nom à celui de ces maîtres distingués; dans plus d'une circonstance, il nous a donné les preuves d'un dévouement que nous n'oublierons jamais.

Notre internat à l'Hôtel-Dieu de Saint-Étienne, auquel nous devons trois ans de bonne et franche camaraderie, nous a valu la bonne fortune d'être l'élève de MM. Roussel, Garand, Blanc, Duchamp et Chavanis. Que ces maîtres éminents et dévoués veuillent bien agréer ici tous nos remerciements. Notre reconnaissance pour l'extrême bienveillance dont ils ont toujours fait preuve à notre égard est de celles qui se sentent mieux qu'elles ne sauraient s'exprimer.

CHAPITRE PREMIER

Il importe d'abord de bien définir ce que l'on entend par polype naso-pharyngien.

Si le terme de naso-pharyngien définit bien le siège de ces tumeurs, celui de polype ne laisse rien préjuger sur leur nature. Ce mot de polype (πολύς, beaucoup πους, pied ne signifie absolument rien par lui-même. Il n'a pour lu que d'être très ancien et universellement accepté. Pris autrefois dans un sens très vague, il signifiait, pour les vieux auteurs, toute excroissance charnue développée dans une cavité naturelle. Au siècle dernier Levret entreprit de le mieux définir ; pour lui on devait réserver le nom de polypes aux seules productions organiques se détachant par un pédicule plus ou moins large d'une surface muqueuse. Il les distinguait en polypes mous et polypes durs. L'anatomie pathologique moderne a respecté cette classification dans ses grandes lignes en substituant aux dénominations de Levret celles plus scientifiques de myxomes et de fibromes.

Si nous voulons essayer une classification plus complète des tumeurs qui peuvent se rencontrer dans l'arrière-cavité des fosses nasales, nous devrons énumérer :

1º Des polypes muqueux ;
2º Des polypes fibro-muqueux ;
3º Des polypes fibreux ;
4º Des tumeurs malignes.

1º Polypes muqueux

Les polypes muqueux ne sont autres que des polypes des fosses nasales insérés non loin des choanes, et qui refoulés par la présence de polypes plus antérieurs, tombent dans l'arrière-pharynx. Là n'étant plus gênés dans leur développement ils peuvent prendre un volume considérable, et gêner les mouvements du voile du palais. Follin et Duplay (1) en rapportent un bel exemple, emprunté à Semeleder. Souvent ils deviennent kystiques. Jamais ils n'entraînent de troubles graves, et leur diagnostic est facile dans l'immense majorité des cas.

2º Polypes fibro-muqueux

Bien plus importante est la connaissance des polypes fibro-muqueux.

Signalés pour la première fois, en 1862, par Velpeau (2) qui insistait sur la difficulté de leur diagnostic, ils avaient été pour ainsi dire pressentis par Panas, dès 1858.

Au cours de ses recherches sur la structure de la muqueuse nasale, cet auteur avait constaté en effet qu'entre

(1) *Traité de pathologie externe*, t. III, p. 811.
(2) *Bulletin de la Société de chirurgie.* 5 novembre, 1862, p. 511.

le tissu fibreux épais qui double la voûte du pharynx, et la muqueuse rouge et tomenteuse des fosses nasales proprement dites, il existait sur la cloison et au pourtour des choanes, une zone de transition où les éléments muqueux et fibreux étaient également associés. Il en avait également conclu que les polypes, ayant leur point d'origine dans cette zone intermédiaire, devaient présenter une structure mixte, plus dense que celle des polypes intra-nasaux, moins dure et moins serrée que celle des fibromes naso-pharygiens proprement dits. La clinique et l'examen microscopique devaient bientôt ratifier ces conclusions. Après le cas de Velpeau, Panas lui-même en 1865 en rencontrait un exemple chez un homme de soixante-treize ans. En 1869 Bonnes de Nimes (1) et Legouest (2) avaient l'occasion d'extraire des tumeurs de cette nature et attiraient sur elles l'attention de la Société de chirurgie. Bientôt les observations se multipliaient. Une des plus célèbres fut celle lue le 18 juin 1873 devant la Société de chirurgie par Dumesnil de Rouen. Elle montre bien toute l'importance que présente au point de vue thérapeutique la connaissance de cette classe de polypes. Dumesnil avouait en effet avoir fait bien inutilement la résection du maxillaire supérieur chez un enfant de huit ans pour enlever une tumeur de cette nature, et de la longue discussion qui suivit sa communication, il sembla résulter qu'il n'était pas le seul chirurgien à avoir commis des erreurs de ce genre.

Les polypes fibro-muqueux ne sont pas très fréquents. On en trouve çà et là disséminées des observations dans

(1) *Bulletin de la Société de chirurgie.* 1869, p. 312.
(2) *Bulletin de la Société de chirurgie*, p. 437.

les Annales de chirurgie et de rhinologie, Morell Mackenzie dit n'en posséder que sept observations bien pro-
bantes. Leurs caractères, nous l'avons dit, dérivent de
leur structure mixte. Comme les fibromes, ils sont
uniques, de consistance dure et peuvent prendre un assez
grand développement. Mais d'autre part, ils sont généralement pédiculés, et leur pédicule est mince et rubanné;
ils ne donnent que rarement lieu à des hémorrhagies et,
caractère plus important encore, ils n'ont que peu de
tendance à la récidive. Enfin les polypes fibro-muqueux,
comme les polypes du nez, s'observeraient à peu près également dans les deux sexes et à tous les âges.

3° Polypes fibreux

Nous arrivons enfin aux polypes fibreux proprement
dits, aux fibromes naso-pharyngiens, de beaucoup les
plus importants et les plus anciennement connus. Ces
tumeurs sont heureusement fort rares, et d'après Mackenzie (1) elles seraient encore bien moins fréquentes en
Angleterre qu'en France. Leurs caractères sont longuement décrits dans tous les ouvrages classiques. Nous ne
ferons que les énumérer, en insistant seulement sur
quelques points qui nous intéressent plus particuliè-
ment.

Ces tumeurs débutent le plus souvent au moment de
l'adolescence, à l'âge où l'évolution du squelette et du
tissu fibreux qui le double en certains points prend une

(1) Mackenzie. — *Traité pratique des maladies du nez et de la cavité
naso-pharyngienne*, p. 382.

activité particulière. Cependant il y a à cette règle de nombreuses exceptions. Des cas ont été rencontrés chez des vieillards, d'autres chez des enfants. Robin-Massé dans sa thèse cite des cas observés chez des enfants de deux et de cinq ans, Marjolin (1) en 1861 a relaté l'observation d'une petite fille de deux ans, morte d'un fibrome naso-pharyngien avant qu'on ait pu intervenir. Verneuil a même exhumé des anciennes Archives de l'Académie royale de chirurgie une observation très. probante de Voisin, chirurgien de Versailles qui, aurait rencontré chez un nouveau-né un cas de polype fibreux congénital.

Mêmes restrictions au point de vue de la loi généralement admise après Nélaton, et qui faisait de cette affection l'apanage exclusif du sexe masculin. En 1867, M. Guyon (2), consulté par un de ses collègues sur la nature d'un polype existant chez une jeune fille, n'hésita pas à déclarer qu'il n'était pas fibreux, en se fondant uniquement sur le sexe de la malade. Et cependant il existe dans la science des faits indeniables de polypes fibreux observés chez la femme.

Indépendamment du cas de Marjolin que nous venons de citer, et où il s'agissait d'une petite fille de deux ans, Bensch (3) en donne plusieurs exemples très probants, entre autres un cas emprunté à Verneuil et où il s'agissait d'une femme de soixante-deux ans. Pluyetti (*Revue de chirurgie*), 1887, a pu en réunir dix-neuf cas dont neuf au moins absolument probants.

---

(1) *Bulletin de la Société de chirurgie*, 1861. p. 321.

(2) Cité par Spillmann. Art. *Nez* du *Dictionnaire encyclopédique*.

(3) *Beitrage zur Beurtheilung der Chirurg. Behandlung der Nasenrachenpolypen*, Breslau. 1878.

Nous-même avons la bonne fortune de pouvoir citer à la fin de ce travail l'observation d'une petite fille de treize ans, opérée par M. Garel d'une tumeur que le microscope révéla être du fibrome pur.

Au sujet du point de départ de ces polypes, Nélaton était tout aussi exclusif. Pour lui et pour ses élèves, Robin-Massé et d'Ornellas, ces tumeurs, toujours sessiles, possédaient toujours la même surface d'implantation, bornée à un espace limité en avant par la partie postérieure de l'insertion sphénoïdale du vomer, en arrière par les insertions du muscle grand droit antérieur de la tête et sur les côtés par la fosse ptérygoïdienne, ce qui revenait à dire que les polypes fibreux provenaient toujours du périoste épais qui recouvre l'apophyse basilaire.

Pour Gosselin au contraire qui a consacré au sujet qui nous occupe sa thèse d'agrégation, les polypes pouvaient s'implanter tout aussi bien sur les fosses nasales, et à la partie postérieure de la cloison, sur l'apophyse ptérygoïde et à la face postérieure du pharynx.

Verneuil, Flaubert, Gerdy, Follin partageaient la même opinion. Les rhinologistes modernes sont encore plus éclectiques. Mackenzie affirme en avoir souvent trouvé qui avaient leur point d'implantation dans les fosses nasales. Pour M. Garel les fibromes sont pédiculés plus souvent que sessiles et un de leurs points d'implantation les plus fréquents serait la surface plane située entre la queue du cornet inférieur et celle du cornet moyen, tout à fait en avant de l'orifice pharyngien de la trompe d'Eustache.

Les *symptômes* des polypes naso-pharyngiens donnent lieu à des troubles que les auteurs classiques divisent en trois périodes, d'une durée variant de quelques mois à deux ou trois années.

A une *première période*, ou période latente, il n'y a guère que les signes d'un coryza chronique : enchifrènement persistant — épistaxis légères mais fréquentes — céphalalgie sourde et tenace. A cette période, seul l'examen rhinoscopique permet de poser un diagnostic ferme, ce qui explique que, dans l'immense majorité des cas relatés par les chirurgiens, la tumeur était déjà entrée dans une des périodes suivantes.

A une *deuxième période*, ou période des troubles fonctionnels, le polype a grossi, est venu presser sur le voile du palais, l'empêche de se relever et gêne ainsi la déglutition. La voix est nasillarde, l'odorat et le goût s'émoussent, des épistaxis abondantes, spontanées, inquiètent le malade et peuvent déjà mettre sa vie en danger.

Enfin à une *troisième période* ou période des déformations le polype ayant rempli toute l'arrière-cavité des fosses nasales et continuant à se développer, envahit les régions voisines.

« Il remplit la fosse nasale, déforme le nez et peut faire hernie par les narines ; il entre dans le sinus maxillaire et soulève la joue; il envahit la fosse zygomatique et empâte la région parotidienne; il refoule le voile du palais et obstrue la gorge; il s'insinue dans l'orbite, déloge, atrophie le globe oculaire et vient prendre sa place entre les paupières; enfin il perfore les os, arrive dans le crâne et atteint le cerveau (1). » A ce stade de la maladie, la mort n'est pas lente à venir, causée par l'inanition, l'asphyxie,

(1) Lermoyez, tome II. p. 403.

J. DENARIÉ.

les hémorrhagies ou les accidents cérébraux, souvent
par toutes ces causes réunies.

Il est encore deux points de l'histoire naturelle —
selon l'expression de D. Mollière — de ces singulières
affections, que nous ne pouvons passer sous silence à cause
des conséquences pratiques qui en découlent. Nous voulons parler de leur tendance extrême à la récidive, jusqu'à
l'âge de vingt-cinq ans environ, et de la curieuse pro-
priété qu'elles possèdent au contraire de s'atrophier spontanément passé cet âge.

La récidive presque fatale des polypes naso-pharyngiens est connue depuis très longtemps, Guersant (1) en
1854 insistait déjà sur ce point devant la Société de
chirurgie. Cloquet, quelques années plus tard, affirmait
que « sur cinquante opérations, ce n'est pas aller trop loin
que dire qu'il y a quarante-cinq récidives ». Aussi tout
l'effort des chirurgiens se porta-t-il, comme nous le verrons plus loin, sur la base d'implantation de la tumeur,
qu'ils s'efforcèrent de détruire soit par la rugination, soit
par l'emploi de caustiques énergiques tels que la pâte de
Canquoin. Mais l'insuccès de ces tentatives fut bientôt
démontré par les nombreuses récidives qui se produisirent
après les cures radicales les plus minutieusement pratiquées, et M. Ollier pouvait dire au Congrès de Besançon,
sans crainte de trouver un contradicteur : « Il n'existe à
l'heure actuelle aucune méthode ni aucun procédé qui
mette complètement à l'abri de la récidive. »

L'atrophie spontanée que subissent les polypes naso-
pharyngiens, lorsque les malades approchent de l'âge

(1) *Bulletin Soc. chirurgie*, 1854, p. 518
    —   —   —   1860, p. 11.

adulte, est connue depuis moins longtemps. Ce fait si riche en conséquences pratiques a été révélé en 1865 par Legouest. Il rencontra tout d'abord de nombreux opposants. Cependant dès 1866, Velpeau se rattachait à l'opinion de Legouest, faisant remarquer qu'elle n'avait rien d'extraordinaire puisque pareil phénomène s'observe fréquemment, à l'époque de la ménopause, pour les fibromes utérins. En 1870 Gosselin en observait un cas particulièrement curieux et instructif, qu'il a consigné tout au long dans ses cliniques. Actuellement tous les auteurs sont d'accord sur cette question et reconnaissent que passé un âge qui peut varier de vingt-cinq à trente ans les polypes naso-pharyngiens cessent de s'accroître, se rétractent et disparaissent spontanément.

4. — TUMEURS MALIGNES

Bien que les fibromes naso-pharygiens puissent être considérés comme des tumeurs graves et de mauvaise nature, on doit cependant faire une classe à part des tumeurs malignes proprement dites, qui peuvent évoluer dans l'arrière-cavité des fosses nasales, comme dans tout autre point de l'économie. Ce soit le plus souvent des sarcomes, le carcinome est exceptionnel ; on a cité quelques cas d'enchondromes (1).

Ces tumeurs sont toujours malignes dès le début. La transformation des polypes en cancers, à laquelle croyaient

(1) Max Muller. — *Langenback F. Archives f. Clin. Chirurg.* — Le Dentu. in thèse de Petit, Paris, 1881.

les anciens auteurs, en particulier Boyer et Lisfranc, n'est
plus admise aujourd'hui par personne.

Un point plus intéressant est celui qui a été discuté en
1870 (1) à la Société de chirurgie. Verneuil venait de
relater un fait personnel de mort au cours d'une intervention sur un polype naso-pharyngien énorme ayant
envahi toutes les cavités de la face. Forget demanda s'il
ne conviendrait pas de faire pour des polypes de cette
sorte une classification spéciale et de les considérer
comme de véritables cancers. Il ajoutait que des tumeurs
de cette nature étaient heureusement fort rares, qu'il n'en
existait que onze exemples dans la science et que dans
des cas de ce genre mieux vaudrait abandonner toute
intervention.

Verneuil, dans sa réponse, maintint la distinction ana-
tomo-pathologique entre les tumeurs fibreuses, malignes
seulement par leur évolution et les tumeurs cancéreuses,
malignes par leur nature, et répondit à Forget que les
tumeurs dont il venait de parler appartenaient bien à la
grande famille des polypes naso-pharygiens, qu'elles cons-
tituaient seulement « les mauvais sujets de la famille ».

Les tumeurs malignes ont un pronostic très grave. Leur
nature une fois bien constatée, la plupart des chirurgiens
conviennent qu'il est préférable de n'y pas toucher ou
tout au moins de ne pratiquer que des opérations palliatives, dans le seul but de prolonger la vie du malade, et
d'apporter un apaisement à ses souffrances.

Comme nous venons de le voir dans cette longue énu-

(1) *Bulletin Soc. chirurgie*, p. 253 et suivantes.

mération, bien diverse est la nature des polypes que l'on peut rencontrer dans l'arrière-cavité des fosses nasales. Mais du bas en haut de l'échelle les transitions sont insensibles. Du simple polype au sarcome, tous les degrés intermédiaires peuvent se rencontrer au point de vue de la structure histologique comme à celui de la gravité des symptômes. Parmi les polypes fibreux proprement dits, type le mieux connu sinon le plus fréquent, nous en voyons qui par l'étroitesse de leur pédicule, la lenteur de leur développement, le peu de gravité de leurs symptômes, ont pu être confondus avec des polypes fibro-muqueux ou même des polypes muqueux.

D'autres au contraire, comme ceux dont parlait Forget et Verneuil, mériteraient presque d'être considérés au point de vue pratique comme des tumeurs malignes. Il est certain que parmi les nombreuses observations citées dans la littérature chirurgicale sous le nom commun de polype naso-pharyngien, beaucoup ne sont nullement comparables entre elles ; c'est ce qui explique en partie la diversité des opinions que nous allons rencontrer en étudiant rapidement la question du traitement.

CHAPITRE II

La plupart des auteurs, dans leur chapitre sur le traitement des polypes naso-pharyngiens, décrivent séparément les méthodes simples et les méthodes composées, les premières agissant par les voies naturelles, les secondes ayant recours au préalable à des opérations dites préliminaires. Nous préférons, dans le rapide exposé que nous allons en faire, suivre autant que possible l'ordre historique. On se rend ainsi bien mieux compte des progrès qui ont été réalisés et des fluctuations successives qu'a subi cette importante question.

Hippocrate qu'il faut toujours citer, avait déjà eu — paraît-il, — l'idée ingénieuse d'inciser les parties molles du nez pour arriver sur le pédicule du polype.

Il ne paraît pas que cette manière de faire ait rencontré beaucoup d'imitateurs.

Les anciens chirurgiens n'intervenaient que par les voies naturelles. Ils employaient l'arrachement, la ligature, l'excision, la cautérisation, le broiement, méthodes qu'ils combinaient souvent les unes avec les autres dans le cours d'une même opération.

L'*arrachement* est un procédé très ancien qui aujourd'hui encore, comme nous le verrons, est en honneur chez un grand nombre de chirurgiens; J. Icart, dont nous devons les intéressantes observations à Verneuil, l'employait exclusivement au siècle dernier. Il le pratiquait au moyen de pinces énormes « de plus d'un pied de longueur, avec des mors épais et solides, concaves, fenêtrés et munis d'aspérités intérieures ». — Malgaigne avait proposé de procéder à l'arrachement à l'aide d'une anse métallique portée sur les pédicules de la tumeur. Son procédé n'était, en somme, qu'une variante de la ligature.

La *ligature* est aussi une méthode très ancienne puisqu'elle remonterait à Guillaume de Salicet, praticien du xiiiᵉ siècle.

Elle consistait à placer un lien tout autour du pédicule du polype, puis à étreindre progressivement ce pédicule au moyen du serre-nœud. La grosse difficulté était de placer le lien, aussi vit-on se multiplier les instruments dits *porte-ligatures* inventés dans ce but. Ceux de Blandin, de Rigaut, de Halin, de Leroy d'Étiolles, de Charrière, de Mayor, sont décrits dans les anciens traités, et tous ont joui à leur époque d'une vogue plus ou moins méritée.

La tumeur ainsi serrée à sa base mettait en moyenne huit ou dix jours à se détacher. Pendant ce temps elle augmentait de volume, comprimait les parties voisines, donnait souvent lieu à des douleurs atroces et à des phénomènes inflammatoires parfois très graves. Enfin la gangrène produite par la constriction amenait un écoulement de liquides septiques d'une odeur infecte. Ces liquides tombaient dans le tube digestif, et de graves troubles gastro-intestinaux en étaient souvent la conséquence.

Toutes ces raisons firent bientôt renoncer à la ligature lente, surtout après que Chassaignac eut montré les avantages que l'on pouvait retirer de la ligature extemporanée pratiquée à l'aide de son *écraseur*.

L'*excision* faite à l'aide d'un instrument tranchant avait donné quelques succès, principalement à l'étranger, entre les mains de Dieffenbach et de Whately. Mais les hémorragies considérables auxquelles elle expose l'ont toujours fait considérer comme un mode de traitement dangereux.

La *cautérisation* obvie à ce danger, aussi a-t-elle été de tout temps beaucoup employée. Les chirurgiens du moyen-âge employaient le fer rouge, et déployaient vainement leur ingéniosité à protéger les parties voisines contre l'action du cautère. Plus tard, ce fut la pâte de Canquoin qui eut les préférences. Tandis que la plupart des chirurgiens l'utilisaient pour détruire les parties de la tumeur qui n'avaient pu être extraites par l'arrachement et la ligature, d'autres comme A. Richard, voulaient en faire une méthode exclusive pour la destruction radicale des polypes. Mais indépendamment de la difficulté que l'on éprouvait à limiter l'action du caustique, on remarqua bientôt que les cautérisations donnaient une nouvelle impulsion à la production du tissu fibreux voisin. La tumeur augmentant d'un côté tandis qu'elle diminuait de l'autre le traitement était d'une longueur indéfinie.

Citons encore le *broiement*, pratiqué au moyen de pinces larges et solides, qui a donné deux succès entre les mains de Velpeau.

Tous ces procédés pouvaient bien agir sur la tumeur, mais ils restaient sans action sur ses prolongements. Quand il en existait les chirurgiens étaient réduits à s'inspirer des circonstances; souvent ils taillaient et coupaient un peu au hasard, pratiquant ainsi des mutilations dont Robert nous a laissé un tableau effrayant : « Ils s'efforçaient de faire de nombreuses incisions pour fendre le nez, les lèvres, les joues afin de mettre toutes les ramifications du polype à découvert, et le succès même n'était obtenu qu'au prix d'une grande difformité. » (1)

On conçoit que les opérations préliminaires destinées à donner plus de jour à l'opérateur et à lui permettre d'enlever d'un seul coup le polype dans son entier, aient été bien accueillies des chirurgiens. La première en date est, sans contredit, celle de Manne, chirurgien d'Avignon. Dans son opuscule, intitulé : *Dissertation curieuse au sujet d'un polype extraordinaire extirpé à un pâtre du Dauphiné. Avignon, 1817*. Manne proposait l'incision verticale du voile du palais. Il fut suivi dans cette voie par Garengeot et par Levret; et cité dès lors avec éloges par tous les auteurs qui traitent de la question, ce qui n'empêche pas Icart, en 1780 de le critiquer en ces termes : « Cette pratique me semble dangereuse, pleine d'inconvénients ; elle provoque des douleurs atroces et constitue une insupportable manipulation ; elle ne peut être d'ailleurs d'aucune utilité. Pour arracher un polype il n'est pas nécessaire de le voir ; on le saisit avec la tenette et on l'entraîne sans inciser la cloison du palais. » (2)

(1) *Bulletin soc. Chirurg.*, 1849, p. 397.
(2) Cité par Vernœuil. *loc. cit.*,

La méthode de Manne devait survivre aux critiques du chirurgien de Versailles. Nous voyons J.-L. Petit, Maisonneuve, Robert de Lamballe, Huguier la mettre en pratique. En 1818. Nélaton proposa de la compléter en y ajoutant la résection de la voûte palatine. Il laissait longtemps ouverte la brèche ainsi pratiquée, afin d'activer à loisir la destruction des racines de la tumeur et de pouvoir réprimer sans nouvelle opération préalable toute tentative de récidive. Lorsqu'il se croyait à l'abri de tout accident, mais alors seulement, il pratiquait la staphyloraphie : mais cette opération, même couronnée d'un plein succès laissait toujours subsister à la voûte palatine une ouverture nécessitant l'emploi d'un obturateur.

Une autre voie plus large avait déjà été tentée. Flaubert (1) en 1840, n'avait pas craint d'enlever le maxillaire supérieur tout entier pour détruire une tumeur qui avait résisté à plusieurs tentatives d'extraction par les procédés ordinaires. Sans le savoir, il n'était pas le premier à utiliser de cette manière la découverte géniale de Gensoul. Déjà en 1822, un Anglais, Syme (2), avait pratiqué la même opération dans le même but. La *voie maxillaire* devient bientôt une des plus fréquemment employées.

Michaux de Louvain, Robert, Dequise, Maisonneuve, y ont successivement recours. Michaux en 1867 pouvait en citer vingt-sept cas avec trois morts.

Verneuil, dans ses nombreux travaux sur le sujet qui nous occupe, s'en montre chaudement partisan.

M. Ollier applique à cette opération sa belle découverte sur la conservation du périoste, et le 13 juillet 1861, il

(1) *Arch. gen. de med.*, 1840, 3e série, t. VIII. p. 436.
(2) *Edin. med. and. surg. Journ.*, vol. XXXVII, p. 322.

présente à la Société de chirurgie l'observation d'un malade parfaitement guéri grâce à son procédé.

La voie nasale, avait elle aussi tenté plusieurs opérateurs, Chassaignac et Huguier (1854) en France, Langenbech (1859) et Lawrence (1862) à l'étranger, avaient déjà proposé et pratiqué plusieurs opérations plus ou moins parfaites, qui toutes consistaient essentiellement à rabattre le nez, en haut ou sur les côtés, pour le remettre en place après l'ablation du polype, lorsque M. Ollier, en 1866, vint présenter à la Société de chirurgie une nouvelle opération qu'il appelait : *l'ostéotomie verticale et bilatérale des os du nez*, et qui tout de suite obtint les suffrages du monde savant. La méthode du maître lyonnais avait déjà été exposée dans un article de M. Viennois (*Gazette médicale de Lyon*, 15 août 1864) et dans la thèse de Muzeau (Montpellier 1865). Elle a été depuis bien souvent mise en pratique par son auteur, puisque, au Congrès de chirurgie de Besançon (août 1893), M. Ollier pouvait présenter une statistique personnelle de quatre-vingt-dix cas opérés par lui en suivant ce procédé.

D'autres modes opératoires encore étaient proposés En 1860, Rampola (1) pénétrait dans les fosses nasales par une perforation faite à l'os unguis, à l'angle interne de l'orbite et passait une petite chaîne à écraseur autour du pédicule de la tumeur. Le professeur Tillaux dans son traité d'anatomie topographique (2) dit de ce procédé : « J'ai répété la manœuvre sur le cadavre avec M. Rampola, et je ne suis pas surpris que la méthode,

(1) *Bulletin de la Soc. de chirurgie*, mars et mai 1860.
(2) Huitième édition, p. 355.

oute ingénieuse et rationnelle qu'elle fût, n'ait pas fait fortune. »

Ce qui frappe surtout à la lecture des nombreuses discussions qui avaient lieu à cette époque au sein des société savantes sur le sujet qui nous occupe, c'est la tendance qu'avaient presque tous les chirurgiens à condamner les méthodes simples, qu'ils considéraient comme absolument insuffisantes. A tout instant on les entend affirmer avec énergie que l'extraction par les voies naturelles était un procédé primitif et barbare, ne méritant plus même d'être discuté. Verneuil se montrait particulièrement exclusif à cet égard. Le 14 mars 1860, il disait devant la Société de chirurgie : « L'emploi de l'opération préliminaire ne doit pas souffrir de retard : elle doit faire partie du premier combat chirurgical qu'on livre au polype » et il ajoutait dans la même séance : « Mieux vaut guérir un malade avec quelques fragments osseux de moins que de le laisser partir pour l'autre monde avec quelques apophyses de plus. »

Les chirurgiens opéraient donc *largement* dès l'apparition du polype. A la première récidive ils opéraient de nouveau, et ainsi plusieurs fois de suite, variant au besoin les méthodes, enlevant le maxillaire supérieur après avoir réséqué la voûte palatine, rabattant le nez après la résection du maxillaire. Quelques observations montrent bien ce qu'était alors la chirurgie des polypes nasopharyngiens :

Michaux (*Gaz. des hôpitaux*, 2 juin 1864) rapporte le cas du jeune Justin Michel, âgé de dix-huit ans, qui avait subi les opérations suivantes :

1er février 1857. — Résection de la voûte palatine; excision du polype.

5 novembre 1857. — Excision et arrachement.

6 décembre 1859. — Résection de la paroi interne du tissu maxillaire, de la tubérosité maxillaire, de l'apophyse ptérygoïde et de la cloison des fosses nasales, arrachement, rugination, cautérisation actuelle.

15 décembre 1860. — Excision, arrachement, cautérisation avec le caustique Filhos.

Mai 1861. — Excision, treize cautères à blanc.

20 mai 1862. — Résection du maxillaire, huit cautères à blanc et cautérisation avec le caustique Filhos.

Entre temps le patient avait dû subir une transfusion du sang, nécessitée par une hémorrhagie grave au cours d'une opération. Il finit par guérir, probablement parce qu'il était arrivé à l'âge où les polypes rétrocèdent d'eux-mêmes, mais conserva un ectropion!

En janvier 1850, un étudiant en médecine, Rondenay, est opéré par la méthode de Nélaton (excision du voile du palais et résection de la voûte palatine), pour un polype de la grosseur d'un *œuf de pigeon*.

La plaie est laissée béante et des cautérisations sont pratiquées jusqu'au 15 août. Staphylorraphie.

L'année suivante récidive, nouvelle excision et nouvelle série de cinquante-cinq cautérisations.

Au bout de *trois ans* il finit par guérir, mais en conservant une perforation de la voûte, nécessitant le port d'un appareil prothétique. Et son cas a été cité parmi les succès dus à la méthode de Nélaton!

Même traitement et même succès chez cet étudiant en pharmacie dont l'observation est citée dans la thèse de Bœuf (1), et qui était porteur « d'une petite tumeur à pédicule étroit ».

Les cas de morts au cours d'opérations n'étaient pas rares. De longues discussions avaient lieu pour savoir si elles étaient produites par asphyxie ou par hémorrhagie, Deguise, Sédillot, Demarquay, Verneuil, Dumenil avouent en avoir eu des cas dans leur pratique et il est à croire que tous les accidents de ce genre n'ont pas été publiés.

A la lecture de toutes les mutilations et de tous les supplices infligés alors aux malheureux porteurs de polypes naso-pharyngiens, on se dit que non seulement les idées chirurgicales mais encore les mœurs des malades ont dû changer. Il semble que l'on trouverait difficilement à l'heure actuelle des patients décidés à acheter la guérison au prix de si longues souffrances. Il est vrai que même alors tous n'avaient pas autant de constance. Verneuil parle de trois malades qui après avoir subi l'opération préliminaire s'étaient soustraits par la suite au traitement ultérieur.

Devant ces exagérations, une réaction en faveur des méthodes simples ne tarda pas à se produire. Déjà en 1865, M. Guérin avait proposé d'aller ruginer la base du polype au moyen d'un instrument introduit par les narines, sans opération préalable, et dans la discussion qui eut lieu à la Société de chirurgie au sujet de ce procédé, Legouest prononçait ces paroles : « Je ne puis me résoudre à considérer les opérations ou pour mieux dire

(1) Bœuf. — *Des polypes fibreux de la base du crâne et de leur traitement par résection de la voûte palatine*, Paris 1857.

les mutilations préliminaires qui ont été conseillées et mises en pratique pour guérir cette redoutable affection comme le dernier mot de la chirurgie. (1). »

Dix années plus tard, en 1876, Cruveilhier exprimait la même opinion, presque dans les mêmes termes, dans un rapport sur une observation de M. Bergeon, de Moulins.

La chirurgie lyonnaise s'était toujours montrée plus conservatrice. En 1854 Desgranges démontrait que l'opération de Manne peut être avantageusement remplacée par le simple relèvement du voile du palais. En 1863 M. Delore faisait paraître dans le *Bulletin de thérapeutique* un article sur les polypes naso-pharyngiens et leur traitement dans lequel il montre les dangers des opérations préliminaires, se prononce nettement pour l'extirpation du polype par les voies naturelles et donne à l'appui de son opinion plusieurs observations suivies de succès. Mais le plus ardent défenseur des méthodes simples fut D. Mollière. En 1880 il inspirait la thèse de Calignon qui préconise exclusivement l'arrachement par la voie buccale, à l'exception seulement des polypes énormes, qui ont usé le squelette de la face et envoyé partout des prolongements. Calignon insiste surtout sur la facilité avec laquelle on peut se rendre maître de l'hémorrhagie tant que les cavités naturelles de la face sont intactes. — « Les deux narines sont pincées avec les doigts ; une grosse éponge poussée dans le pharynx fait l'office des bourdonnets postérieurs de l'opération de Belloc et produit une compression exacte ; et alors par où le sang peut-il

<hr>

(1) *Bullet. Soc. chirurgie*, 29 novembre 1865.

s'écouler, par où peut-il refluer ? » Calignon n'hésite pas
à attribuer la plupart des morts par hémorrhagie relatées
dans les auteurs, aux opérations préliminaires qui avaient
été pratiquées.

Quelques années plus tard, D. Mollière, dans un article
du *Lyon médical* (1) revient encore sur cette question.
A propos d'un jeune homme opéré plusieurs fois par son
procédé et définitivement guéri, il fait encore plus éner-
giquement le procès des opérations préliminaires qu'il
accuse « de produire en un jour plus de lésions que le
polype n'en pourrait produire en plusieurs années ».

Il est curieux de voir, à plus de dix années d'intervalle,
un chirurgien qui, par la hardiesse heureuse de ses con-
ceptions pourrait être comparé au regretté maître lyonnais, reprendre comme sienne la même thèse, et la
défendre par de semblables arguments. Dans sa communication du 20 avril 1897 à l'Académie de médecine,
M. Doyen, de Reims, présente deux de ses malades opérés
au moyen de l'arrachement par la voie buccale, et insiste
sur les avantages de ce procédé principalement au point
de vue des hémorrhagies. Sans doute, M. Doyen ne con-
naissait pas les travaux du chirurgien lyonnais, car le
nom de Mollière n'est même pas cité.

Nous terminerons en citant l'opinion de Spillmann.
Dans son remarquable article du Dictionnaire encyclopédique, le chirurgien de Nancy, après avoir passé en
revue tous les procédés que nous venons d'énumérer, se
demande s'il est toujours indiqué d'y avoir recours et il
conclut en disant :

« Une grande opération préliminaire faite d'emblée ne

(1) 23 janvier 1887.

J. DENARIÉ. 4

peut être justifiée que par un énorme volume de la tumeur et de ses prolongements ou par la crainte fondée de voir de graves hémorrhagies se produire pendant l'opération alors que la façon dont se présente le polype ne permet pas l'usage des procédés hémostatiques.

« Les grandes opérations préliminaires doivent donc être le dernier mot de la chirurgie opératoire des polypes naso-pharyngiens au lieu d'en être le premier. »

CHAPITRE III

Depuis une quinzaine d'années, la question du traitement des polypes naso-pharygiens a subi une modification profonde grâce au développement et à la vulgarisation de la rhinologie. Diagnostic plus sûr et surtout plus précis, méthodes de traitement simples, sûres, inoffensives, tels sont les avantages dont nous sommes redevables à cette branche des sciences médicales, depuis longtemps pratiquée et enseignée à l'étranger, et qui, jusqu'à ces derniers temps méconnue en France, commence à y obtenir droit de cité. Nous allons les exposer succinctement.

Si l'on se rapporte aux symptômes subjectifs décrits comme appartenant à la première période des tumeurs du naso-pharynx, *période de début* des auteurs classiques, on voit qu'aucun d'eux n'est caractéristique. Un malade atteint d'enchifrènement, d'épistaxis légères et de céphalalgie sera loin de se douter qu'il est porteur d'une tumeur, susceptible par son développement d'entraîner les accidents les plus graves. L'idée ne lui viendra point d'aller consulter un chirurgien ; le ferait-il qu'il courrait grands risques de voir son affection confondue avec un coryza chronique. Seul le spécialiste aura des chances d'être consulté à cette époque : seul il pourra par un examen attentif découvrir la cause du mal. Il aura pour cela deux méthodes à sa disposition : le toucher digital et la rhinoscopie postérieure.

Le toucher naso-pharygien est une manœuvre plus délicate qu'on ne paraît le croire communément et qui pour donner des résultats précis et certains demande quelque apprentissage. Beaucoup de patience est nécessaire pour vaincre les répugnances que cette exploration, toujours pénible, fait naître surtout chez les enfants. Il faut au doigt une grande habitude pour reconnaître rapidement et sûrement, sinon la seule présence d'une tumeur, du moins sa forme, sa consistance, sa nature sessile ou pédiculisée, la localisation de son point d'attache. La cocaïne, appliquée à l'aide de badigeonnages ou pulvérisée avec l'appareil de Reuter, peut rendre de grands services, mais elle n'est pas indispensable.

Quelque précieux qu'il soit, le toucher digital ne peut suffire au diagnostic, il ne doit être pour le praticien qu'un complément de la rhinoscopie postérieure. Cette méthode d'exploration a été découverte par Czermack, à peu près en même temps que la laryngoscopie, c'est-à-dire en 1859. Mais c'est seulement aux travaux de Voltolini, de Luschka, de Wilhem Mayer (1868) qu'elle doit d'être définitivement entrée dans la pratique.

La rhinoscopie postérieure s'effectue à l'aide d'un miroir de métal ou de verre argenté, très semblable aux miroirs laryngoscopiques, mais porté par une tige de courbure différente.

Son manuel opératoire est décrit en détail dans tous les traités spéciaux, en particulier dans les récents ouvrages de M. Lermoyez et de M. Garel. Nous ne l'exposerons pas ici. Disons seulement que c'est une manœuvre particulièrement délicate, exigeant un œil et une main exercés, demandant par conséquent un long apprentissage. La principale difficulté provient de ce que le miroir étant trop petit pour donner l'image rhinoscopique tout entière, il faut pour obtenir celle-ci varier les inclinaisons du miroir, et juxtaposer par la pensée les images partielles ainsi obtenues. Si nous ajoutons que l'image est renversée, et que la durée de l'exploration doit être très courte, pour ne pas lasser la patience du malade, on comprendra que ce mode d'exploration, si parfait, ne soit pas entré dans le domaine de la pratique courante, et soit resté l'apanage presque exclusif du spécialiste.

Notons encore comme procédés accessoires et pour être complet, l'examen du pharynx nasal par la rhinoscopie antérieure à l'aide du speculum de Zaufal, et l'exploration avec le stylet.

A l'aide de tous ces moyens, combinés ou employés successivement, le rhinologiste pourra aisément se rendre compte de l'existence et du volume du polype. Malgré tout bien des points pourront rester en suspens ; la nature histologique de la tumeur, fibrome pur ou fibro-myxome, la localisation exacte de son point d'implantation pourront échapper à l'œil et au doigt les plus exercés. Mais qu'importe ce défaut de précision du diagnostic, si les traitements mis en usage sont les mêmes, simples et inoffensifs dans tous les cas. Ce sont ces modes de traitement que nous nous proposons d'étudier. Ils sont au nombre de trois : l'électrolyse, l'anse galvano-caustique, et l'anse électrolytique. Nous allons les passer en revue en nous y arrêtant quelque peu.

I. — ÉLECTROLYSE

De ces trois procédés l'électrolyse est le plus ancien et le seul qui ait eu l'honneur d'être employé par des chirurgiens. Nélaton, Bruns, Cisinelli en ont constaté depuis longtemps les heureux effets, Gosselin lui a dû un de ses beaux succès, et en 1866 de longues discussions eurent lieu à son sujet devant la Société de chirurgie. Verneuil, toujours fidèle aux méthodes sanglantes, l'attaqua avec véhémence, l'accusant d'être d'une manœuvre trop difficile et de réclamer toujours l'aide d'un spécialiste — chose à la rigueur possible à Paris, disait-il, mais certainement impraticable en province !

Nélaton et Gosselin employaient l'électrolyse *monopolaire* (pôle négatif formé d'une ou plusieurs aiguilles piquées sur un côté de la tumeur, pôle positif placé comme électrode indifférente sur le bras du même côté du corps). Actuellement on ne fait plus usage que de l'électrolyse *bi-polaire*, plus active et moins désagréable, pôle positif et pôle négatif sont représentés par deux aiguilles toutes deux enfoncées dans la tumeur, et dont l'écartement varie de 4 à 10 millimètres. Plus l'écartement est grand, plus étendue est l'escharre produite, ce qui permet de diminuer la durée du traitement. Cet avantage est compensé par la douleur, elle aussi en raison directe de la distance des deux aiguilles.

Les aiguilles doivent être en platine iridié, les aiguilles d'acier risquent d'être attaquées au pôle positif. On les emploie généralement montées sur une tige unique. M. Garel a fait construire à cet effet une tige à courbure naso-pharyngienne, dont l'extrémité en forme de fourchette porte trois aiguilles de platine de 2 centimètres de longueur environ. La tige est isolée sur toute la longueur à l'aide d'un ruban de feuille mince de gutta enroulé et passé préalablement à l'eau phéniquée. Cet isolant peu adhérent facilite la désinfection après chaque opération. L'instrument est construit de telle sorte qu'il agit d'une manière bi-polaire ; des trois aiguilles deux sont négatives et l'autre est positive. On peut toujours contrôler le sens du courant à l'aide du *papier pôle* qui devient rouge au contact du pôle négatif (1).

M. Garel complète encore le procédé au moyen de longues aiguilles introduites par les fosses nasales dans l'épaisseur de la tumeur. Il est bon, comme le fait remarquer Lermoyez, de chercher autant que possible à se rapprocher du pédicule. Si l'on réussit à détruire les vaisseaux nourriciers qui le traversent, le polype tend à s'atrophier de lui-même et l'on gagne beaucoup de temps.

Le courant électrique doit être continu. Il est obtenu au moyen d'un accumulateur ou d'une batterie de piles. Il doit être d'une intensité moyenne, 35 à 40 milliampères. Plus faible il aurait une action trop lente, plus fort il risquerait de provoquer une douleur trop vive.

La douleur est en effet un des inconvénients de l'électrolyse, d'autant plus que chaque séance doit être assez

(1) Cette description est empruntée au récent ouvrage de M. Garel : *Diagnostic et traitement des maladies du nez.*

longue, 15 à 20 minutes, et que les séances doivent être
très nombreuses, vingt au moins, quelquefois trente ou
quarante ou même davantage. Les séances devant être
espacées de deux ou trois semaines pour permettre à
l'escharre de s'éliminer, c'est par années que se compte
la durée totale du traitement. On a même vu des cas où
entre chaque séance le terrain gagné était reperdu par le
développement naturel du néoplasme. Aussi les rhinologistes sont-ils d'accord pour réserver ce mode de traitement aux cas qui ne sont pas justiciables d'une des
méthodes suivantes. De ce nombre sont les polypes
énormes ayant envoyé des prolongements de toute part et
les polypes très vasculaires chez lesquels le moindre
attouchement produit une hémorrhagie.

L'électrolyse est encore fréquemment employée pour
faire disparaître les parties de la tumeur qui ont échappé
à l'ablation par l'anse galvano-caustique, et aussi comme
méthode palliative. Pour des tumeurs inopérables à
cause de leur volume énorme et de leurs multiples prolongements, elle a donné entre les mains de Lincoln
d'excellents résultats supprimant la tendance aux hémorrhagies et diminuant la compression sur les organes
voisins.

II. — Ablation a l'anse galvano-caustique

L'idée d'employer l'anse galvano-caustique à l'ablation
des polypes naso-pharyngiens doit être ancienne, puisqu'il
n'y a là en somme qu'un perfectionnement de ligature

extemporanée, pratiquée par Chassaignac à l'ade de son écraseur.

La première application en paraît due à Middeldorpf (1) de Breslau (1853). Cette méthode eut bientôt beaucoup de vogue en Allemagne et en Angleterre. En 1875, Labbé, Trélat, Verneuil disent l'avoir employée. Il est permis de croire que la technique de la méthode ne leur était pas bien familière, car ils avouent avoir rencontré de nombreuses difficultés et ils se montrent surpris des résultats favorables constatés à l'étranger.

Depuis cette époque, on ne compte plus les cas où cette méthode simple, facile et inoffensive a été employée avec succès. C'est celle à laquelle M. Garel, avec la plupart des rhinologistes, donne la préférence dans l'immense majorité des cas.

Le procédé comprend deux temps : le premier, et non le plus facile, consiste à fixer le pédicule de la tumeur ou sa base lorsqu'elle est sessile, dans l'anse métallique. L'appareil étant complètement monté, on pratique dans un second temps la section de la base ou du pédicule en faisant passer le courant.

L'anesthésie générale est toujours inutile. L'anesthésie locale à la cocaïne peut rendre des services, elle n'est pas absolument indispensable.

Le malade est assis sur une chaise au jour, en face de l'opérateur. Il est préférable qu'il soit à jeun pour éviter les vomissements réflexes qui pourraient se produire au cours des manœuvres opératoires. Les enfants et les

<hr>

(1) Cité par Verneuil. — *Bulletin Soc. de chirurgie*, 14 mars 1860.
(2) *Bulletin Soc. chirurgie*, 1873, p. 121.

J. DESANTI.   5 sujets trop pusillanimes doivent être maintenus par un aide.

Premier temps. — Une sonde de Belloc', de calibre aussi mince que possible, est introduite par l'une des narines. Au cas où le polype est implanté latéralement, on choisira naturellement la narine correspondante au côté de la tumeur, si au contraire la base d'implantation est exactement médiane on choisira celle des fosses nasales dont l'orifice postérieur est le plus libre.

On prendra ensuite un fil de fer de calibre proportionné au volume et à la résistance supposée de la tumeur et d'une longueur de 60 centimètres environ. Les deux extrémités de ce fil sont fixées par simple torsion à l'œillet de la sonde qui se présente dans la bouche. De la main droite l'opérateur retire ce fil par la narine, tandis qu'avec l'ongle de l'index gauche, il accompagne l'anse derrière le voile du palais, et l'introduit le plus haut possible en arrière de la tumeur; c'est la partie la plus délicate de l'opération. Elle demande pour être menée à bonne fin, une délicatesse de doigté que seule une certaine habitude peut faire acquérir.

Les deux extrémités du fil sortant par la narine sont alors introduites dans un double tube porte-anse que l'on pousse jusqu'au pédicule. Puis le tube est monté sur le manche galvano-caustique. Pour éviter que l'anse ne vienne à glisser pendant cette manœuvre, M. Garel recommande de mettre préalablement au contact pendant une seconde les extrémités du fil avec les électrodes de la source d'électricité dont on fait usage. La cautérisation légère qui en est le résultat suffit pour creuser à la base du polype une rainure où l'anse métallique vient se loger.

Deuxième temps. — L'appareil étant complètement monté, l'intensité du courant électrique bien réglée et surveillée à l'aide d'un ampèremètre, l'opérateur pratique lentement la section. Il aura soin de n'exercer de tractions sur l'anse que pendant les intermittences de passage du courant. Cette précaution, sur laquelle insiste beaucoup M. Garel, a d'abord pour avantage d'éviter la cassure du fil, accident fort désagréable puisqu'il oblige à recommencer toute la manœuvre. Ensuite, en rendant la section plus lente, elle diminue les chances d'hémorrhagie.

Pour les tumeurs d'un certain volume, il est bon de les saisir par la bouche avec une pince de Mozeux, de manière à pouvoir les retirer dès que la section est terminée.

La durée de ce deuxième temps est, comme on le comprendra facilement, très variable suivant la disposition plus ou moins sessile ou pédiculisée de la tumeur. Il est nécessaire en tout cas de procéder avec beaucoup de patience et de douceur. Le temps importe peu, la douleur produite étant bien supportable.

Au cas où l'on croirait avoir à craindre une hémorrhagie, il pourrait être indiqué, suivant le conseil de Zaufal, d'utiliser le passage de la sonde de Belloc pour préparer tout ce qui est nécessaire au tamponnement du naso-pharynx. Le sang vient-il à couler, on n'a qu'à tirer sur un fil préalablement passé par les narines, et les tampons sont immédiatement appliqués.

Longuement exposé comme nous venons de le faire, le

procédé d'ablation par l'anse galvanique peut paraître d'une exécution difficile. Il suffit de l'avoir vu pratiquer une fois par M. Garel pour se rendre compte de l'aisance avec laquelle il s'effectue entre des mains habiles et expérimentées.

III. — Ablation a l'anse électrolytique

L'ablation à l'anse électrolytique a été vantée par Bruns et plus tard par Voltolini.

L'instrumentation et le manuel opératoire sont presque absolument semblables à ceux que nous venons de décrire. Il nous suffira de signaler les différences : « Le tube porte-anse est semblable à ceux dont on se sert pour la galvano-caustie, mais il est rendu isolant sur toute sa surface par un vernis composé de gutta-percha dissoute dans le chloroforme ou plus simplement par l'enroulement en spirale d'un ruban étroit de feuille mince de gutta. Quant au fil dans la partie formant l'anse, il est interrompu en son milieu par une olive minuscule d'ivoire. Les deux extrémités du fil se fixent dans deux petits trous pratiqués sur cette olive. De la sorte un côté de l'anse agit comme pôle positif et l'autre comme pôle négatif : la tumeur est ainsi sectionnée chimiquement. Le tout est monté sur le manche de Jacoby et relié à une pile à courant continu au bisulfate de mercure. Dix à douze éléments suffisent pour la section (1) ».

Ce procédé présente sur le précédent un grand avan-

(1) Garel. — *Loc. cit.*, p. 180.

tage, il met sûrement à l'abri de tout danger d'hémorrhagie. Peut-être aussi exposerait-il moins à la récidive. Mais d'autre part il a l'inconvénient d'être d'une longueur désespérante, qui menace de lasser la patience du malade et celle de l'opérateur. Aussi doit-il être réservé aux cas de tumeurs particulièrement vasculaires, ou de patients affaiblis et anémiés chez qui la moindre perte de sang peut avoir de graves conséquences. Au besoin, il ne peut y avoir aucun inconvénient à le pratiquer en plusieurs séances.

CHAPITRE IV

Après avoir décrit le manuel opératoire des méthodes
que nous préconisons, il nous reste à étudier leurs indications, les avantages qu'elles nous semblent présenter,
et aussi, pour ne rien omettre, les reproches qu'on a pu
leur adresser.

L'indication d'opérer se pose de bonne heure, dès que
l'on est assuré de la présence d'un polype dans le naso-
pharynx, même au cas où la nature exacte de ce polype,
fibrome pur ou fibro-myxome, serait encore indécise. Les
scrupules trop fondés qui faisaient hésiter le chirurgien sur le point de pratiquer une grave opération préliminaire n'ont plus ici leur raison d'être et une erreur
dans le genre de celle qu'avouait Dumesnil à la Société
de chirurgie serait sans aucune espèce d'inconvénients.

En même temps que les scrupules du chirurgien disparaissent les appréhensions du patient. Le malade, à
qui aura été révélée l'existence d'un polype, attendra
longtemps avant de se décider à courir les risques d'une
opération telle que l'abaissement du nez ou la résection
du maxillaire supérieur. Il n'acceptera une pareille muti-

lation que lorsqu'il se sera rendu compte que sa vie court
un danger immédiat, c'est-à-dire à la période où l'opérateur le plus habile s'expose à perdre son malade ou à lui
laisser des difformités irrémédiables.

Avec les nouvelles méthodes au contraire, pas d'opération préliminaire, et par conséquent pas d'accidents
opératoires à redouter, plus de difformités à craindre.

L'appareil terrifiant de la grande chirurgie est supprimé,
Le malade le plus craintif se confiera volontiers aux
mains du spécialiste, sûr de n'avoir à subir que quelques
manipulations tout au plus désagréables. Son mal, attaqué
dès le début, aura plus de chances d'être victorieusement
combattu. *Principiis obsta*, disait le vieil adage.

Ce n'est pas à dire que, dans les cas où un diagnostic
tardif a laissé la tumeur prendre un grand développement, l'emploi des méthodes simples soit sans aucune
application. L'électrolyse a souvent suffi à faire disparaître
des polypes volumineux ; nous pouvons en citer, d'après
M. Garel, une observation probante. D'autre part, l'anse
galvano-caustique a pu rendre de grands services pour
pratiquer des ablations partielles dans le corps de tumeurs
énormes, ayant atteint leur dernier stade de développement et n'étant plus justiciables que d'interventions
palliatives.

Les méthodes simples présentent encore bien d'autres
avantages. L'anesthésie générale au chloroforme ou à
l'éther, que tout opérateur consciencieux doit restreindre
aux cas où il la juge indispensable, devient complètement
inutile. Quelques badigeonnages ou quelques pulvérisations de cocaïne suffiront dans l'immense majorité des cas
à placer l'anse galvanique ou électrolytique, ou à enfon-
cer les aiguilles destinées à l'électrolyse.

Chez des sujets particulièrement pusillanimes ou chez des enfants très indociles, quelques inhalations de bromure d'éthyle suffiraient à vaincre toutes les résistances. Cet anesthésique si commode pourrait même devenir d'un emploi plus fréquent si son innocuité, sur laquelle des cas récents ont fait émettre des doutes, pouvait être démontrée.

L'hémorrhagie, terreur des chirurgiens lorsqu'ils opéraient un fibrome du naso-pharynx et qui en effet possède à son actif un si grand nombre d'accidents, n'est plus guère à craindre avec les méthodes que nous préconisons. L'électrolyse et l'anse électrolytique, par la nature même de leur action, ne peuvent donner lieu au moindre écoulement de sang.

L'anse galvanique elle-même, maniée avec la lenteur et la prudence que recommande M. Garel, est un excellent agent d'hémortase, d'autant plus efficace que les polypes sur lesquels on agit sont à leur période de début. On sait, en effet, que la vascularisation de ces tumeurs, et leur tendance à saigner spontanément, augmentent rapidement avec leur volume. Aux cas où, malgré tout une hémorrhagie viendrait a se produire, un tamponnement rapide et énergique de l'arrière-cavité, suivant la méthode recommandée par Calignon, joint à la compression des narines, suffirait à conjurer le danger.

Pareil accident est rapporté dans une de nos observations. En faisant usage du procédé que nous venons d'indiquer, M. Garel n'eut pas de peine à se rendre maître de l'hémorrhagie.

Voyons maintenant quelles critiques peuvent être faites aux méthodes qui font l'objet de cette étude. Le

principal, je pourrais dire l'unique reproche qu'on leur a
adressé, et en particulier à l'ablation par l'anse galvanique
c'est d'être incomplètes et insuffisantes. Avec ces procédés,
dit-on, impossible d'aller ruginer la surface d'implantation du polype ; il restera toujours à ce niveau un cous-
sinet fibreux, empêchant toute guérison définitive et expo
sant à des récidives incessantes.

L'objection est en partie fondée. Aucun des trois procédés que nous avons décrits n'a la prétention de pratiquer une cure radicale, et les partisans des grandes opérations seraient dans le vrai, s'ils pouvaient de leur côté
obtenir des guérisons définitives. Nous avons vu qu'il est
bien loin d'en être ainsi. Eux aussi, malgré des opérations
laborieuses, après s'être ouvert une voie large au prix de
sacrifices souvent irrémédiables, voient la tumeur se
reproduire presque fatalement jusqu'à un certain âge.

En fait, après une ablation à l'anse galvanique, quels
inconvénients peut avoir une récidive? Si elle se produit,
ce qui avec certaines tumeurs est inévitable, l'opération
se pratiquera de nouveau, aussi simple et aussi inoffensive
que la première fois, et ainsi de suite, autant de fois
que cela sera nécessaire. De bonne foi, qui ne préférerait
se voir appliquer dix fois s'il le faut l'anse du galvano-cautère, plutôt que de subir une seule de ces *cures radicales?*

Et les cas de patients ayant subi plusieurs opérations
préliminaires ne sont pas rares. Nous en avons rapporté
des exemples.

Nous ne voudrions pas du reste aller trop loin dans
cette voie. Il est certain, comme nous le verrons plus loin,
que certains fibromes se reproduisent avec une grande
rapidité. Chez des sujets encore éloignés de l'âge de la

régression spontanée, ils resteront toujours justiciables de la grande chirurgie. Mais ces cas ne constituent que l'infime exception.

Il nous reste à comparer nos procédés avec une méthode qui elle aussi repousse d'une manière systématique toute opération préliminaire, ou du moins n'en fait comme nous qu'une dernière ressource dans les cas désespérés. Nous voulons parler de l'arrachement simple par les voies naturelles préconisé par Mollière et Doyen. Ici encore nous croyons pouvoir nous attribuer la supériorité. Introduire des pinces énormes dans l'arrière-pharynx, saisir le polype un peu au hasard, tordre et tirer avec force, tout cela constitue une manœuvre aveugle, nous oserions même ajouter, quelque peu brutale.

La douleur est plus vive pour le patient, les hémorrhagies sont bien plus à craindre qu'avec l'anse galvanique. L'ablation du polype n'est pas plus complète ; on pourrait même se demander si une surface irrégulière et cruentée n'expose pas plus aux récidives que le plan de section lisse et uniformément cautérisé que laisse le passage du fil porté au rouge. Enfin l'arrachement, même entre les main les plus habile, peut dépasser son but ; plusieurs cas (1) ont été cités où des fragments de la lame criblée avaient été ramenés par la pince de l'opérateur.

La galvano-caustie et l'électrolyse sont du reste des méthodes qui ont fait leurs preuves. Nous avons vu qu'il y a près de trente ans qu'elles ont fait leur apparition dans la science.

Depuis cette époque on ne saurait compter les appli-

(1) Observations d'Icart, de Gosselin, de Fleury, d'Ollier, citées par Spillmann. (*loc. cit.*)

cations qui en ont été faites, à l'étranger surtout. Tous
les rhinologistes sont d'accord pour proclamer leur supériorité. Morell Mackenzie croit que le galvano-cautère
« est appelé à prendre le pas sur toutes les autres méthodes » (1). Lincoln (2), en publie plusieurs observations
personnelles non suivies de récidive après deux ans ou
même davantage. Les spécialistes français sont tout aussi
affirmatifs. Moure, Gouguenheim n'emploient pas d'autres
procédés. Lermoyez dans l'ardeur de la discussion va même
jusqu'à dire que « les opérations préliminaires n'ont pour
avantage que de mettre en valeur le sang-froid du chirurgien » (3).

Sans aller aussi loin, n'est-il pas permis de s'étonner
quand on voit beaucoup de chirurgiens paraître ignorer
des modes de traitement aussi simples, aussi inoffensifs,
donnant des résultats si appréciables ? Presque tous les
traités et manuels de chirurgie classiques les passent
sous silence ou ne leur accordent qu'une mention dédai-
gneuse, ne les citant que pour les exclure. Kirmisson,
dans le *Manuel de chirurgie* (4), n'en fait mention que
pour ajouter aussitôt : « Rarement les méthodes simples
conviennent au traitement des polypes naso-pharyngiens;
dans l'immense majorité des cas il faut les faire précéder
d'une opération préliminaire. » Gérard-Marchand, dans le
Traité de chirurgie, exprime la même opinion. Dans le
nouveau traité (Le Dentu et Delbet), encore en voie de
publication, Castex dit seulement : « La galvano-caustic
se recommande par son innocuité mais d'ordinaire est

(1) *Loc. cit.*, p. 389.
(2) *Archiv. of Laryngology*, 1883. Vol. IV n° 1.
(3) Tome II, p. 416.
(4) Tome II, p. 581.

— 15 —

incomplète et insuffisante (1). » — Mêmes condamnations
ou même indifférence dans les autres traités classiques, la
Pathologie externe de Follin, les *Cliniques chirurgicales* de Tillaux, etc. M. Ollier au congrès de Besançon
montrait encore plus de sévérité : « Je ne veux pas m'ar-
rêter à discuter les opérations économiques, notamment
celles qu'on peut pratiquer avec l'anse galvanique. Toutes
ces opérations sont mauvaises parce qu'elles sont incomplètes et donnent des récidives certaines (2). »

A la Société de chirurgie, même exclusivisme. En 1894
une discussion a lieu de nouveau sur le traitement des
polypes naso-pharyngiens. Kirmisson, Quénu, Verneuil,
Nélaton prennent tour à tour la parole pour discuter des
avantages comparatifs de la voie palatine ou de la voie
maxillaire, des méthodes de lenteur ou des restaurations
immédiates. Pas une allusion n'est faite aux procédés de
douceur journellement employés par les spécialistes.

A l'étranger, les chirurgiens paraissent beaucoup plus
éclectiques. Les traités classiques d'Albert et de Kœnig
accordent une place importante aux nouvelles méthodes,
dans leur chapitre sur le traitement des tumeurs du naso-
pharynx. Ce dernier auteur ajoute : « L'extirpation par
l'anse galvano-caustique sans opération préliminaire est
le procédé le plus sûret qui produit le moins de désordres:
aussi devra-t-il être employé toutes les fois que l'on réus-
sira à placer l'anse sur le point d'insertion de la
tumeur. (3). »

Nous terminerons par cette conclusion du professeur de

(1) Tome V, p. 533.
(2) Cité in *Revue de chirurgie*, 1893, p. 876.
(3) Traduction Comte, tome I, p. 355.

Gottingue qui est aussi la nôtre. Est-ce à dire du reste que les opérations préliminaires n'auront plus jamais d'indications, et que les belles découvertes, des Ollier, des Nélaton et des Verneuil resteront désormais sans emploi? Telle n'est pas notre pensée. Tout en voulant restreindre l'emploi de ces méthodes nous n'ignorons pas les immenses services qu'elles peuvent encore rendre. Il leur restera toutes les tumeurs malignes du naso-pharynx, toutes celles du moins dont une intervention pourra encore faire espérer la guérison provisoire.

Puis les fibromes purs, diagnostiqués tardivement, ayant contracté de nombreuses adhérences, envoyé de toute part des prolongements, usé et refoulé les os du crâne et de la face.

Enfin seront encore justiciables des grandes méthodes ces rares fibromes à développement si rapide, à récidives si rapprochées, qui présentent presque tous les caractères des tumeurs malignes, et dont la présence constitue pour la vie du malade une menace permanente.

CHAPITRE V

OBSERVATIONS

Nous aurions pu rassembler un grand nombre d'observations de polypes opérés, tant en France qu'à l'étranger, par les procédés qui font l'objet de ce travail. Nous n'en citons que quelques-unes, toutes empruntées à la pratique personnelle de M. Garel.

Encore sommes-nous loin d'avoir réuni tous les cas opérés par notre maître. Le défaut de temps et l'éloignement ont empêché nos recherches d'être complètes.

OBSERVATION I

(Service du Dr Garel. Sainte-Marthe, 30)

C..., Charles, dix-neuf ans, cultivateur.
Rien dans les antécédents héréditaires.

Antécédents personnels. — Influenza il y a trois ans.

Début de l'affection il y a quatorze mois. A cette époque, le malade s'aperçut brusquement, un beau jour, qu'il respirait difficilement ; il crut avoir affaire à un coryza simple, mais devant la persistance de cette gêne respiratoire nasale et surtout devant ce fait qui lui fut révélé par sa famille qu'il ronflait beaucoup la nuit, il commença à s'inquiéter de son état et alla consulter un médecin. Les quelques remèdes palliatifs sans importance qui lui furent conseillés n'amenant aucune amélioration, le malade se décida à venir à Lyon.

Il entra dans le service le 5 janvier 1896. A ce moment : gêne respiratoire très marquée et aussi accusée à droite qu'à gauche. Si l'on dit au malade de souffler par le nez, on constate qu'il ne sort par les narines qu'une quantité d'air inappréciable.

Cette gêne respiratoire est stationnaire depuis un an environ. Elle s'accentue au moment de la marche et de l'effort, et quand l'atmosphère devient humide le malade respire avec la bouche presque complètement ouverte. Pas de gêne de la déglutition. Voix sensiblement modifiée et affectant le type de la rhinolalie fermée. Le malade a eu trois épistaxis assez abondantes à plusieurs mois d'intervalle ; chacune était environ de la valeur d'un verre à boire.

A la première inspection on remarque un aplatissement très notable du nez. La muqueuse des fosses nasales est sèche. En examinant l'arrière-gorge, on voit que le voile du palais est fortement repoussé en avant, presque perpendiculaire à la voûte palatine ; cette voûte est elle-même très ogivale. La luette est aplatie et vient toucher le dos de la langue.

Au toucher pharyngien on sent nettement une tumeur arrondie très volumineuse, remplissant toute la cavité du naso-pharynx. Cette tumeur est un peu dure et mobile latéralement. On voit facilement son extrémité inférieure quand on fait dire « Ah ! » au malade. Elle offre une teinte rosée violacée et un aspect lisse et relativement sec.

La rhinoscopie antérieure et postérieure et l'examen au laryngoscope n'ont pas été pratiqués.

Troubles insignifiants du côté de l'oreille, le malade dit entendre presque aussi bien depuis l'évolution de sa tumeur.

État général satisfaisant ; léger amaigrissement depuis quelque temps.

Au cœur, souffle systolique à la pointe se propageant dans l'aisselle et dans le dos. Pas d'arythmie. Pas d'albuminurie.

Le docteur Garel décide une intervention qui est pratiquée le 20 janvier par les voies naturelles et sans anesthésie.

On introduit tout d'abord une sonde de Belloc dans les narines et l'on charge la tumeur avec l'anse galvanique introduite au moyen de la sonde (l'anse est chargée de fils n° 14).

Le docteur Garel enlève ainsi très rapidement un fibrome naso-pharyngien de la grosseur d'un petit œuf, un peu aplati, gris violacé. La tumeur a été amenée au dehors par la voie buccale. Elle était nettement implantée sur l'apophyse basilaire et très sensiblement pédiculisée. L'examen histologique n'a pu être fait, le malade ayant emporté sa tumeur avec lui.

A part une légère hémorrhagie l'opération fut simple, les suites opératoires furent bonnes. Épistaxis insignifiantes.

Le malade quitte le service le 30 janvier, très satisfait de l'opération. Il souffle maintenant facilement par les voies nasales.

Observation II

(Service du Dr Garel)

Q..., Louise, vingt-six ans, demeurant à Mognard (Savoie). Entrée le 25 avril 1888.

Rien de notable dans les antécédents héréditaires ou personnels.

La malade s'est aperçue il y a quelques mois seulement d'une gêne respiratoire d'origine purement nasale et qui depuis n'a fait que s'accentuer. Elle allaitait son enfant âgé de huit mois mais a dû le sevrer ces jours-ci pour venir à Lyon se faire opérer.

Tumeur volumineuse à base d'implantation dans la narine

gauche. Le voile du palais est abaissé, surtout à gauche, d'une façon considérable.

27 avril. — Anesthésie par la cocaïne en badigeonnage dans la narine gauche et en pulvérisations dans la bouche.

On emploie la sonde de Belloc pour charger l'anse galvanique en avant de la tumeur.

M. Garel, avec deux doigts, guide le fil en arrière sur la paroi postérieure du pharynx et pédiculise sans difficulté. Il place le tube et le manche. Pince de Museux dans la bouche.

Section en trois secondes à peine (1). Pas de traces de sang ni par la bouche ni par le nez. Pas de douleur.

Après l'opération, M. Garel pratique la rhinoscopie postérieure et voit que la tumeur était implantée sur le cornet moyen à son extrémité postérieure. Le pharynx est complètement vidé. Il reste à dégager l'orifice nasal gauche postérieur.

La malade parle facilement.

30 avril 1888. — Il n'y a pas eu d'hémorrhagie. Ce matin M. Garel a enlevé plusieurs parcelles de la base d'implantation sur le cornet moyen gauche en arrière.

2 mai 1888. — Ablation d'une parcelle antérieure du cornet moyen puis d'une autre parcelle du cornet inférieur gauche qui paraît être la racine véritable d'implantation car cette racine vient dans l'anse avec un petit morceau du cornet qui la supportait.

OBSERVATION III

(Service de M. Garel)

Mlle F.., de Rive-de-Gier, treize ans.

Le début des accidents a été insidieux et date déjà de long-

(1) M. Garel n'avait pas encore reconnu les avantages de la section *lente* qu'il préconise actuellement.

temps. La malade ne peut se prononcer nettement sur l'évolution de l'affection. C'est surtout la gêne respiratoire qui l'a engagée à consulter un médecin ; l'entourage avait remarqué en outre qu'elle ronflait bruyamment la nuit.

Pas de troubles nutritifs.

Voix un peu nasonnée.

Respiration normale par la narine droite, faible par la narine gauche. Toux à peu près nulle : expectoration peu abondante ; déglutition relativement facile.

La langue est normale. Le voile du palais semble un peu bombant ; les piliers sont normaux, les amygdales très légèrement hypertrophiées, la paroi du pharynx un peu sèche.

Par la rhinoscopie antérieure : rien d'anormal à droite. A gauche, série de polypes muqueux des fosses nasales insérés surtout au niveau du méat moyen.

Par la rhinoscopie postérieure, volumineuse tumeur, également très nette à la palpation digitale et dont le point d'implantation est sur l'apophyse basilaire. Sa coloration est rose violacé, sa consistance ferme.

5 mai 1897. — Première intervention du côté des fausses nasales : ablation à l'anse froide de quatre à cinq petites masses polypeuses, molles et muqueuses, du côté gauche.

12 mai. — La respiration est devenue plus facile à la suite de cette intervention mais cependant elle est encore loin d'être absolument normale. A droite même elle paraît gênée par la tumeur postérieure.

18 mai. — Essai infructueux d'ablation de la tumeur du naso-pharynx avec un fil chargé sur la sonde de Belloc.

2 juin. — Ablation du fibrome naso-pharyngien à l'anse galvanique par la voie nasale. Cette ablation a été très facile et relativement simple vu la pédiculisation du néoplasme sur l'apophyse basilaire. Hémorrhagie insignifiante.

9 juin. — La malade quitte le service où elle était entrée le 29 mai. Elle est entièrement rétablie.

Voici le résultat de l'examen histologique de la tumeur (1) :

Fibrome pur composé de tissu conjonctif adulte avec des cellules connectives triangulaires et fusiformes et un tissu fibrillaire très abondant, limité par un épithélium cylindrique stratifié; sur l'épithélium, amas de cellules rondes embryonnaires constituant probablement des éléments conjonctifs jeunes et non pas des cellules inflammatoires car l'épithélium de revêtement est intact.

Cette observation est intéressante surtout en ce qu'elle montre *chez une jeune fille* la présence simultanée d'un fibrome pur et de polypes muqueux.

OBSERVATION IV

(Service du Dr Garel)

X... Henry, 36 ans, demeurant à Roanne. Vient consulter M. Garel pour la première fois le 4 août 1894. Se plaint de gêne respiratoire d'origine nasale. Le début des accidents, au dire du malade, remonterait au mois de janvier, mais cette date paraît beaucoup trop rapprochée, les premiers accidents remontent certainement plus loin.

La tumeur est volumineuse et fait une saillie considérable, surtout accusée du côté gauche.

14 août. — M. Garel décide une intervention. Craignant une hémorrhagie abondante, il demande l'aide de M. Vallas, chirurgien des hôpitaux. La tumeur est facilement enlevée à l'anse galvanique.

(1) Dû à l'obligeance de M. Duplan, interne des hôpitaux de Lyon, à qui je suis heureux d'adresser tous mes remerciements.

Pas d'hémorrhagie.

La tumeur est grosse, finement pédiculisée. On a affaire à un polype muqueux.

Le malade a été revu en novembre 1895.

Pas de traces de récidive en aucun point.

Cette observation montre bien les avantages de l'opération pratiquée par les voies naturelles. En effet, étant donné le volume de la tumeur et la crainte qu'on avait d'une hémorrhagie abondante on aurait pu être tenté d'intervenir par une autre méthode et on aurait eu un exemple de plus d'opérations graves et compliquées pratiquées pour l'extirpation d'un simple polype muqueux.

Observation V

(Service de M. Garel. Salle Saint-Nizier, numéro 3)

P... François, quinze ans, demeurant à Lyon, père et mère vivants et bien portants.

Bonne santé habituelle jusqu'au mois de décembre 1892, époque à laquelle le malade sentit une légère gêne respiratoire dans sa narine droite. Cette gêne est toujours allée en augmentant depuis ; le malade ne peut ni inspirer, ni se moucher du côté droit. La nuit il dort la bouche ouverte et ronfle très fort. Pas de douleur. Jamais d'hémorrhagie. Voix nasonnée ; difficulté particulière pour prononcer les diphtongues *ne* et *gne*.

Le doigt plongeant en arrière du voile du palais perçoit une tumeur du volume d'une noix, résistante et solidement implantée. Elle paraît dépendre, par un fort pédicule, de la fosse nasale.

11 mars 1893. — La tumeur est sectionnée au niveau de son

pédicule à l'aide de l'anse galvanique introduite au moyen de la sonde de Belloc. La tumeur est sectionnée à petits coups, avec interruptions alternatives du courant ; aussitôt après sa section elle est rendue par le malade dans un violent effort de toux.

Hémorrhagie très abondante. Le sang coule à flot par la narine droite et en arrière par la choane correspondante ; il y a menace d'asphyxie. On se rend difficilement maître de l'hémorrhagie d'abord par application d'un tampon provisoire à l'orifice postérieur des fosses nasales suivie de lavages à l'eau très chaude dans la fosse nasale droite — puis par un tamponnement antérieur et postérieur à la gaze iodoformée, pratiqué au moyen de la sonde de Belloc.

13 mars. — Excellent état général. Temp. 38°.

14 mars. — On enlève le double tamponnement. Nouvelle hémorrhagie assez intense qui cède facilement aux injections d'eau chaude. Injection sous-cutanée d'un quart de seringue d'ergotinine de Tanret. Introduction à l'aide d'une tige droite d'un gros tampon imbibé d'eau de Pagliari.

17 mars. — On enlève ce dernier tampon.
Pas d'hémorrhagie.

18 mars. — Le malade quitte l'hôpital complètement guéri.

OBSERVATION VI

(Service de M. Garel.)

Sœur Saint-Laurent, vingt-neuf ans, demeurant à Forcalquier.

Pas de polypes dans la famille.

Fièvre typhoïde à cinq ou six ans. La malade prétend avoir le nez embarrassé depuis cette époque.

Elle a toujours parlé du nez. La gêne respiratoire est assez marquée, oppression pour le moindre effort. Depuis cinq ans ces troubles ont notablement augmenté.

Cet hiver la malade a dû garder le lit pendant six semaines pour des douleurs très vives derrière la tête. Le médecin alors appelé rattacha ces troubles à des phénomènes de compression par la tumeur nasale. A cette époque la malade émit par le nez des débris à odeur fétide. Depuis l'écoulement nasal est à peu près continu. La toux est fréquente et s'accompagne souvent d'efforts de vomissement.

Troubles de l'ouïe surtout à gauche où la malade n'entend la montre qu'au contact de l'oreille.

L'odorat très diminué à gauche a toujours été conservé à droite.

Depuis cet hiver la malade a fréquemment des cauchemars très pénibles, ses nuits sont agitées.

Peu de troubles de la déglutition, mais la malade mange fort peu depuis deux ans.

Le toucher rétro-pharyngien révèle l'existence d'une tumeur dure, volumineuse, faisant bomber le voile du palais surtout à droite. La malade ne s'est aperçu que depuis deux ans de la présence de cette tumeur dans la bouche.

24 septembre 1887. — La tumeur est sectionnée à l'anse galvanique, mais il reste encore une masse considérable au niveau de l'apophyse basilaire.

Pas d'hémorrhagie. Pas de tamponnement.

5 octobre. — On entre l'anse par la narine libre, c'est-à-dire la droite et on enlève la majeure partie du polype pharyngien qui tombe par morceaux sphacélés. On enlève aussi deux morceaux en avant de la narine gauche.

8 octobre. — Ablation de plusieurs morceaux en avant de la narine gauche.

12, 15 et 18 octobre. — Trois nouvelles séances d'ablation de débris par le nez.

20 octobre. — Séance la plus importante de toutes : M. Garel, à l'aide d'un crochet, place son anse et enlève une grande quantité de tumeur venant de la partie tout à fait postérieure du méat moyen.

Pour la première fois le courant d'air commence à s'établir convenablement. Au toucher postérieur on sent que la portion de tumeur restante est actuellement engagée dans la fosse nasale postérieure. La voûte pharyngienne est complètement libre.

22 octobre. — Grande opération finale. Ablation des derniers morceaux pendant dans le pharynx. M. Garel se sert du crochet pour guider l'anse. Le morceau qui reste provient de l'extrémité postérieure et de la face interne du cornet inférieur. A la fin extirpation d'un morceau fibreux, allongé, situé dans la convexité du cornet inférieur, en arrière.

Pas de tamponnement. M. Garel s'est servi à deux reprises de l'anse froide, puis cautérisation au couteau galvanique sur toute la surface d'implantation.

Après l'opération, le toucher pharyngien ne dénote rien si ce n'est une choane d'une largeur anormale, dans laquelle on ne sent pas la partie postérieure des cornets.

En somme, toute la tumeur devait être d'origine nasale.

26 octobre. — Encore une légère cautérisation au couteau galvanique sur le cornet inférieur. Au toucher inférieur et à la rhinoscopie postérieure tout est normal. La cavité nasale droite est plus étroite par déviation de la cloison. Le nez est beaucoup moins large.

L'odorat et l'ouïe sont revenus à gauche dans la suite. Les maux de tête presque constants ont disparu. La malade ne parle plus du nez. L'appétit est revenu. Respiration libre.

1ᵉʳ septembre 1888. — M. Garel revoit la malade qui présente encore trois ou quatre polypes du nez dont un gros comme une noix dans la choane gauche.

Opération à l'anse galvanique. On trouve trois tumeurs kystiques qui laissent sourdre un liquide citrin lorsque l'anse les fait s'affaisser. M. Garel enlève tout par la partie antérieure, même la tumeur de la choane gauche. Toutes ces tumeurs paraissent provenir de la face du cornet inférieur qui regarde le méat.

5 septembre. — Cautérisation du cornet inférieur gauche au galvano-cautère. Plus de traces de tumeur.

1er août 1889. — Encore deux ou trois grosses tumeurs kystiques qui obstruent depuis quatre mois les fosses nasales. Elles paraissent implantées en bas du méat moyen.

M. Garel enlève le tout à l'anse et cautérise fortement au galvano-cautère.

OBSERVATION VII

(Service de M. le docteur Garel)

C...Victor, trente et un ans, cantonnier, envoyé d'Annonay à M. Garel par le docteur Plantier, le 19 juillet 1894.

Aucun antécédent héréditaire. Bonne santé personnelle.

L'affection aurait débuté il y a plus d'un an, par de l'obstruction des fosses nasales et du nasonnement de la voix. Ces phénomènes intermittents au début — le malade insiste beaucoup sur ce point — sont persistants depuis six mois environ. L'odorat a totalement disparu. — Céphalalgie sourde et ténace. — La déglutition n'est pas gênée.

Il y a deux mois et demi, au commencement de mai, hémorrhagie assez abondante, se faisant un peu par le nez mais surtout par la bouche, s'étant déclarée sans effort, sans exploration de la région malade et ayant cessé spontanément. — Il y a quinze jours, nouvelle hémorrhagie, moins abondante que la première. Sous l'influence de ces pertes de sang, de la céphalalgie et de la gêne respiratoire le malade a maigri et s'est considérablement affaibli.

A l'examen de la région le voile du palais est repoussé en avant il est rouge et paraît très vasculaire.

La *rhinoscopie postérieure* laisse voir une tumeur d'une coloration d'un rouge vineux et de la grosseur d'une petite mandarine.

J. DENARIÉ.

8

Le *toucher digital* révèle une consistance semi-molle non fluctuante. La tumeur est nettement sessile avec insertion à l'apophyse basilaire. L'ouverture postérieure de la fosse nasale gauche n'est pas libre, il existe un prolongement antérieur de la tumeur.

Opération le 28 juillet. Anesthésie à la cocaïne. La sonde de Belloc est introduite par la narine gauche. Ce temps est rendu très difficile par l'étroitesse du conduit.

Le fil ramené, la pédiculisation de la tumeur se fait sans difficulté mais deux fois le fil se rompt, accident que M. Garel explique par ce fait que toutes les parties de l'anse ne sont pas également en contact avec la tumeur.

A la troisième reprise, le pédicule est sectionné et la tumeur retirée avec les doigts.

Cette tumeur est de la grosseur d'une figue, d'une consistance résistante, fibromateuse. Les vaisseaux y sont très développés. La surface de section a une longueur de 2 cent. 1/2. Elle est allongée d'avant en arrière et correspond à la base de l'apophyse basilaire et à la partie supérieure de la fosse nasale gauche dans laquelle existait un prolongement.

L'hémorrhagie consécutive à l'opération a été insignifiante.

30 juillet. — Le malade est revu, il reste une portion de pédicule dont on essaye vainement de faire l'ablation. L'anse ne peut arriver à la saisir.

Depuis, pas de récidive.

OBSERVATION VIII

(Résumée d'après M. Garel)

X,.., vingt ans, répétiteur dans un lycée. Grosse tumeur naso-pharyngienne avec prolongement dans la fosse nasale gauche et compression de la trompe gauche.

Essais d'ablation avec l'anse du galvano-cautère. Ces essais donnèrent lieu à de telles hémorrhagies que M. Garel fut obligé d'y renoncer. Il employa alors uniquement l'électrolyse, faisant usage en même temps des aiguilles nasales et de la fourchette naso-pharyngienne.

Les séances furent nombreuses. Le résultat a été excellent. Le malade n'a pas eu de récidive et les reliquats de la tumeur semblent disparaître avec l'âge.

CONCLUSIONS

I. — Le diagnostic et le traitement des polypes naso-pharyngiens ont subi une modification profonde par le fait du développement de la rhinologie.

II. — Le diagnostic de ces tumeurs autrefois tardif peut et doit être fait actuellement dès la première période de la maladie, grâce à la rhinoscopie postérieure et au toucher digital rétro-pharyngien.

Seul le diagnostic précis de la nature du polype peut encore donner lieu à des erreurs, mais ce diagnostic importe peu, le mode de traitement étant sensiblement le même dans tous les cas.

III. — Ce traitement doit être institué le plus rapidement possible. Il consiste en procédés de douceur : électrolyse, anse galvanique ou anse électrolytique. Ces méthodes, d'une application relativement facile, ne nécessitent aucune opération préliminaire, sont peu douloureuses pour le patient, n'exposent pas aux hémorrhagies. A ces derniers points de vue elles sont supérieures à l'arrachement par les voies naturelles, préconisé par Mollière et Doyen.

Sans être absolument radicales, elles permettront presque toujours, répétées aussi souvent qu'il sera nécessaire, d'attendre l'âge où la régression du polype survient spontanément.

IV. — Les grandes opérations préliminaires, incision du voile du palais avec ou sans résection de la voûte palatine, ablation du maxillaire supérieur, abaissement du nez, sont donc inutiles dans la grande majorité des cas.

V. — Elles doivent être réservées :

1° Aux tumeurs malignes du naso-pharynx ne constituant pas des *noli me tangere*;

2° Aux cas de polypes fibreux diagnostiqués tardivement ayant déjà émis de nombreux prolongements, refoulé et usé les os du crâne et de la face;

3° Aux cas de polypes à marche rapide développés chez de jeunes enfants et menaçant de mettre à brève échéance leur vie en danger.

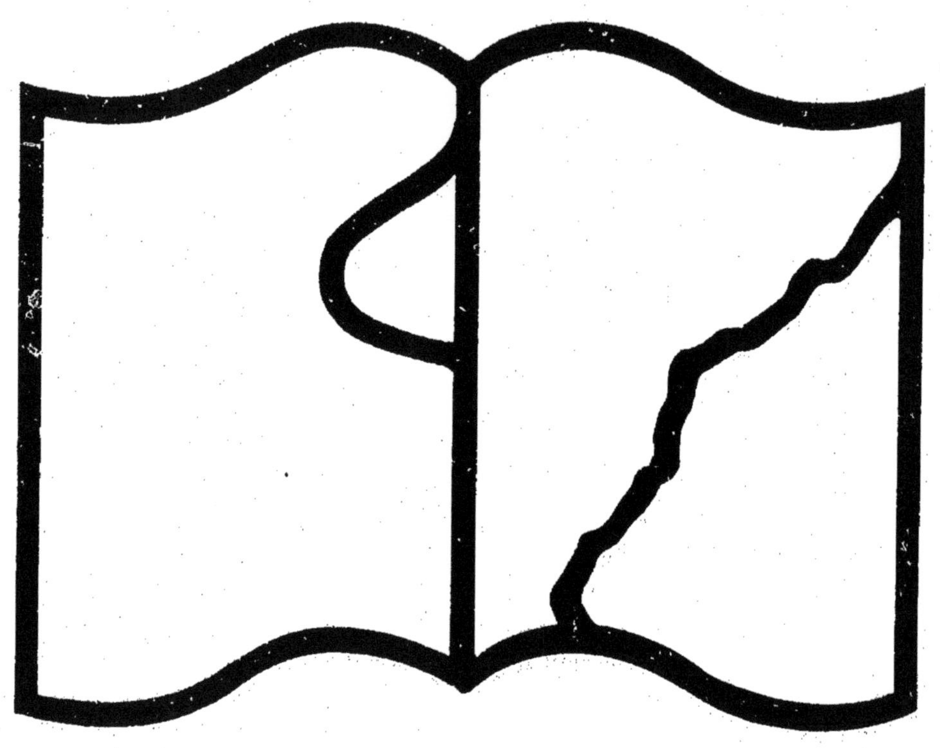

Texte détérioré — reliure défectueuse

NF Z 43-120-11

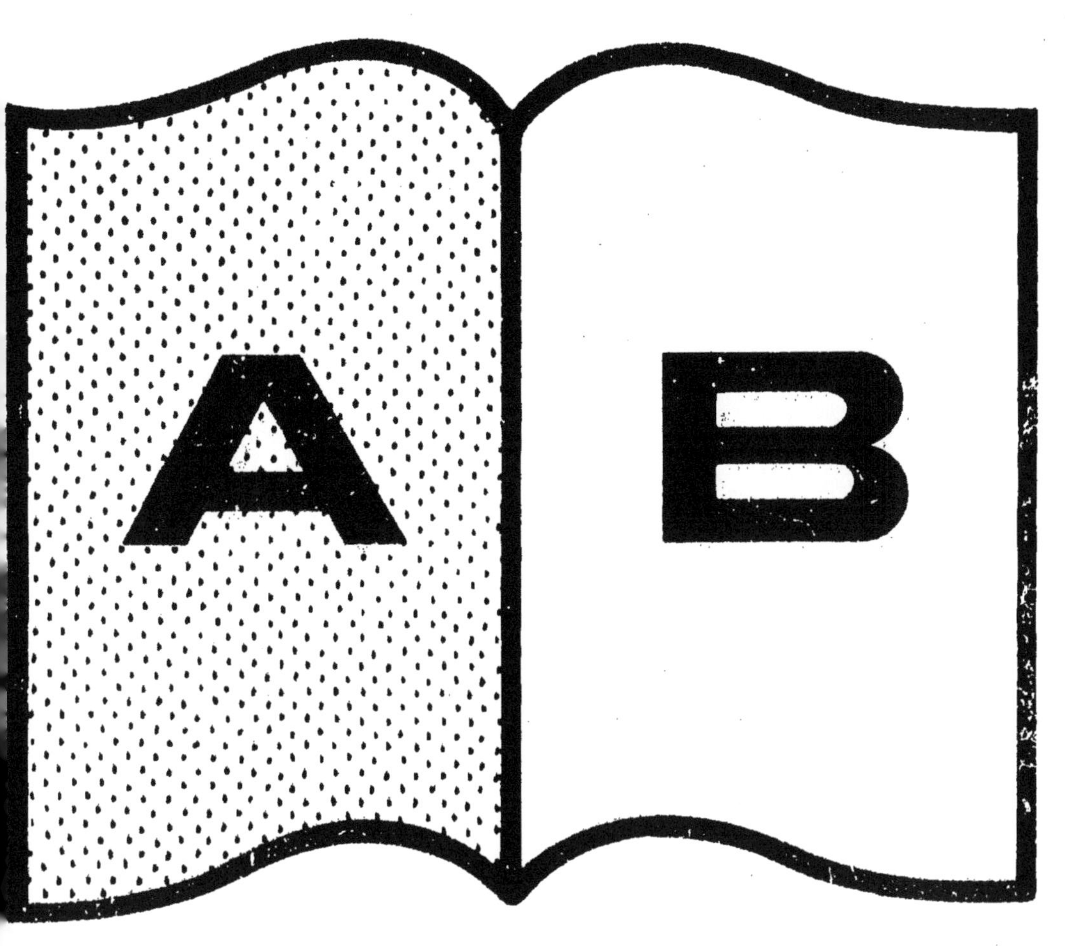

Contraste insuffisant

NF Z 43-120-14

www.ingramcontent.com/pod-product-compliance
Ingram Content Group UK Ltd.
Pitfield, Milton Keynes, MK11 3LW, UK
UKHW022308120726
13694UKWH00003B/1325